Pooja Dixit

Manual de Exame Clínico em Animais

Pooja Dixit

Manual de Exame Clínico em Animais

ScienciaScripts

This book is a translation from the original published under ISBN 978-620-7-64107-9.

Publisher:
Sciencia Scripts
is a trademark of
Dodo Books Indian Ocean Ltd. and OmniScriptum S.R.L publishing group

120 High Road, East Finchley, London, N2 9ED, United Kingdom
Str. Armeneasca 28/1, office 1, Chisinau MD-2012, Republic of Moldova, Europe
Printed at: see last page
ISBN: 978-620-7-86918-3

ÍNDICE

CAPÍTULO - 1

ANAMNESE (RECOLHA DO HISTORIAL)

Os problemas de doença em Medicina Veterinária são invariavelmente apresentados ao clínico através da queixa do proprietário/atendente, que é um pedido de assistência profissional. Isto proporciona a oportunidade de obter todas as informações essenciais relacionadas com as circunstâncias do problema de doença imediato. Este procedimento é designado por "recolha do historial". Os veterinários devem tentar obter do proprietário ou do tratador todas as informações relevantes que ajudem o exame e assegurem a exatidão do diagnóstico.

É aconselhável que o médico verifique a validade da história clínica e que a avalie e complemente através de um exame sistemático pormenorizado. Uma história incompleta pode induzir em erro. A história deve sugerir não só as possibilidades de diagnóstico, mas também as probabilidades. Por exemplo, um cachorro não vacinado que apresente sinais de convulsões pode ser observado na esgana canina ou é pouco provável que uma novilha de um ano tenha doença de João clínica; é mais provável que uma vaca adulta tenha paresia parturiente, etc.

- Uma anamnese bem sucedida implica relações entre o veterinário e o cliente, que devem ser aprendidas com a experiência.
- O proprietário ou o empregado deve ser tratado com diplomacia e tato.
- A utilização de termos não técnicos é essencial, uma vez que os proprietários de animais são susceptíveis de se confundirem com expressões/termos técnicos.

- O médico deve saber as perguntas certas a fazer; este conhecimento vem com a experiência e a familiaridade com a doença.

TIPOS DE HISTÓRIA

1. História imediata/queixa atual

2. História passada

3. Historial da gestão

4. História do efetivo

5. História do ambiente

1. Antecedentes imediatos/Queixa atual

Isto está relacionado com a sequência de acontecimentos associados ao período de tempo em que o animal esteve doente. É importante determinar a ordem cronológica em que as alterações mais importantes do comportamento e das funções fisiológicas, como a ingestão de alimentos ou bebidas, a produção de leite, o crescimento, a respiração, a defecação, a micção, a atividade sudorípara, a marcha, a postura, a voz e o odor, devem ser anotadas/observadas em todos os casos. Por conseguinte, a pergunta específica deve centrar-se nestes aspectos.

Se houver um número de animais afectados/mortos, pode haver informações disponíveis a partir dos exames patológicos/exames de necropsia. O comportamento dos animais antes da morte e o período de tempo decorrido entre os primeiros sinais observáveis e a morte ou recuperação são elementos de informação muito importantes.

2. História passada

Neste aspeto, devem ser obtidas informações sobre a natureza e o momento de qualquer doença anterior que tenha afetado o indivíduo ou o grupo. Devem ser obtidos pormenores sobre a caraterística clínica, o diagnóstico, o tratamento, a morbilidade, a mortalidade, o exame post mortem e as investigações laboratoriais, etc. Os procedimentos cirúrgicos ou médicos anteriores, como a castração, o corte, a tosquia ou a vacinação, podem ser factores importantes na produção de doenças, por exemplo, tétano, doença das articulações/doença naval, etc.

Outras informações associadas relacionadas com a morbilidade, a mortalidade, a letalidade e a taxa de mortalidade da população, a administração de medicamentos e o seu período de suspensão são factores importantes a ter em conta antes de se chegar ao diagnóstico/diagnóstico provisório da doença. A história pregressa pode ajudar a correlacionar/diagnosticar a doença correcta.

Taxa de morbilidade: É geralmente expressa como a percentagem (%) de animais clinicamente afectados em comparação com o número total de animais da espécie expostos aos mesmos riscos.

Taxa de mortalidade dos casos: É a percentagem (%) de animais afectados que morrem.

Taxa de mortalidade da população: É a percentagem (%) de todos os animais expostos que morrem.

Período de espera do medicamento: Requer que os animais tratados ou os seus produtos, como o leite, sejam retirados do abate/comercialização durante um período de tempo variável para permitir que os resíduos do medicamento atinjam limites toleráveis. **Medidas profilácticas e de controlo:** Empreendidas para controlar os surtos.

Exposição anterior: Por exemplo, introdução de novos animais e subsequente surto de doença na exploração/localidade, se os novos animais tiverem sido adquiridos na zona exposta.

Trânsito: A possibilidade de infeção durante o trânsito é sempre um risco potencial e os certificados sanitários de pré-venda podem ser úteis se um animal tiver passado por um estábulo de venda. As doenças altamente infecciosas podem ser transmitidas através de camiões, caminhos-de-ferro, estradas, automóveis ou outros alojamentos contaminados por habitantes anteriores.

INTRODUÇÕES TRANSITÓRIAS

- ➤ Animais introduzidos para fins de trabalho, para acasalamento, para pastoreio temporário
- ➤ A fauna selvagem pasta na mesma área que o gado doméstico,
- ➤ Objectos inanimados:
- ➤ Calçado humano,
- ➤ Pneus de automóveis e utensílios de alimentação, etc.

Taxa de abate: Pode sugerir um certo número de doenças crónicas, incluindo deficiências nutricionais, incapacidade de ganhar peso, incapacidade de crescer bem, baixa produtividade e vida produtiva curta.

3. HISTÓRIA DA GESTÃO

Nutrição:

- ➤ Quantidade e qualidade da alimentação
- ➤ Comparar com as necessidades de nutrientes

➢ Em caso de dúvida: Enviar a amostra para análise

Práticas de pastoreio

➢ Onde? Existe alguma contaminação/exposição a efluentes químicos?

➢ Programa de fertilizantes? Suplementos minerais, em caso afirmativo, fonte?

➢ Pastoreio de topo? etc.

Alimentação à mão ou em estábulo

➢ Fornecimento controlado de alimentos para animais? Ingredientes dietéticos? Origem? Qualidade e
Quantidade?

➢ Contaminação? Armazenamento? Mudanças na dieta? Disponibilidade de bebidas
água? A sua origem? Desmineralização? Poço tubular ? etc.

Políticas/práticas de criação

A história da reprodução e do parto pode sugerir ou eliminar algumas possibilidades de diagnóstico. A história da reprodução envolve

➢ Comparação dos desempenhos reprodutivos passados e presentes com determinados objectivos óptimos.

➢ O período médio entre partos.

➢ Conceção.

➢ O número médio de serviços/IA por conceção.

➢ A percentagem de animais jovens desmamados em relação ao número de fêmeas.

➢ A percentagem de abortos.

- Duração da época de reprodução.
- A percentagem de mulheres grávidas num determinado momento.
- Rácio touro/vaca, tamanho.
- Estado de fertilidade das fêmeas e dos machos na altura da reprodução.
- Percentagem de fêmeas que necessitam de assistência no parto.
- A percentagem de vitelos que morrem à nascença.

Clima

Febre aftosa em bovinos e ovinos - Pico de incidência na estação quente/húmida.

- Raro nas estações secas.

- Hipomagnesemia - Época fria e húmida, favorável ao gado em pastoreio.

Gestão geral

Higiene

- Nas salas de ordenha.
- No parto
- A criação de barracas.

Habitação

- Espaço
- Ventilação,
- Drenagem,
- Situação e adequação dos comedouros/bebedouros.

➤ Oportunidade de exercício físico.

➤ Gestão correcta das máquinas de ordenha.

4. HISTÓRIA DA MANADA

- Higiene
- Ventilação
- Evitar a sobrelotação (densidade populacional)
- Qualidade do piso/planta do piso
- Eliminação de resíduos
- Fornecimento de alimentos para animais/alimentos e água
- E pontos/práticas gerais de gestão, etc.

5. HISTÓRIA AMBIENTAL

Um exame satisfatório do ambiente exige um conhecimento adequado da criação de animais e, com o desenvolvimento da especialização das espécies, será desejável que o veterinário compreenda as necessidades ambientais de uma determinada espécie ou classe de animais de criação.

- o Dependendo da região do mundo.
- o Dependendo da estação do ano / precipitação / zona agro-climática / topografia / plantas / tipo de solo / superfície do solo, etc.

Interior

➤ Higiene,

➤ Ventilação e sobrelotação (densidade populacional)

➤ Qualidade do piso/planta do piso

➢ Eliminação de resíduos

➢ Fornecimento de alimentos para animais/alimentos e água.

DESCRIÇÃO DOS ANIMAIS DOENTES

Muitas vezes é necessário descrever se o animal está doente ou saudável:

➢ Para identificar o animal.

➢ Emitir certificados de seguro.

➢ Emitir certificados sanitários.

➢ Para casos veterinários-legais.

A descrição do animal pode ser útil no diagnóstico e no prognóstico do animal, por exemplo

➢ Fratura do úmero em novilho de trabalho.

➢ Fratura do úmero ou de qualquer osso longo num cavalo de corrida.

➢ Mastite em vacas de alta produção leiteira (Jersey/ H.F.).

➢ Artrite no touro reprodutor, etc.

Descrição do animal

❖ Nome e endereço do proprietário

❖ Identificação da marcação/etiquetas/marcas dos animais

❖ Espécies de animais.

❖ Raça do animal.

❖ Sexo do animal.

❖ Idade do animal

❖ Utilização de animais.

❖ **Algumas doenças são específicas de cada espécie - por exemplo,** a anemia infecciosa equina nos cavalos, a síndrome da queda do ovo nas aves de capoeira, etc.

❖ **Algumas doenças são específicas da raça - por exemplo,** a raça dálmata é propensa a problemas renais. A vaca Jersey é propensa à febre do leite.

❖ **Algumas doenças são específicas do sexo - por exemplo, a** metrite, a piometria, a matite, etc., nas fêmeas. No entanto, a prostite, o aumento da próstata, a orquite, etc., ocorrem nos machos.

❖ **Algumas doenças são específicas da utilização - por exemplo, a galha** do jugo no novilho e as doenças metabólicas são mais comuns nas vacas de alta produção (leite).

CAPÍTULO - 2

EXAME CLÍNICO E DIAGNÓSTICO

Quando um animal em sofrimento é apresentado a um veterinário, a parte mais importante é o diagnóstico da doença/problema subjacente. Para o diagnóstico da doença, o exame clínico torna-se a principal coisa a fazer. Um exame clínico minucioso e gradual dos animais conduz sempre a um diagnóstico mais exato do problema subjacente.

O exame clínico é composto por três partes

A. A história

B. O ambiente

C. O animal

Um exame inadequado de qualquer um deles pode levar a um erro de diagnóstico.

(A)   TOMADA DE CONSCIÊNCIA DA HISTÓRIA

A recolha da história clínica é uma chave importante para um diagnóstico exato em medicina veterinária e, para ser útil, deve ser exacta e completa. O proprietário ou o tratador deve ser tratado com diplomacia e tato. A utilização de termos não técnicos é essencial. O clínico deve tentar separar a observação do proprietário da sua interpretação.

Para que a recolha da história seja completa e exacta, o médico deve seguir uma rotina definida que inclua os dados do doente, a história da doença e a história do tratamento.

1) Dados do paciente - Os dados relevantes incluem -

- Nome e iniciais do proprietário.
- Endereço postal e número de telefone.

- Espécie, tipo e raça.
- Sexo, idade, nome ou número, peso corporal.

2) Historial da doença - A recolha do historial varia consoante se trate de um animal ou de um grupo de animais. No entanto, a história pode ser dividida em história atual e história passada.

- História atual - Deve tentar-se obter pormenores sobre a sequência das anomalias clínicas ocorridas. Devem ser registadas as variações em relação ao normal nas funções fisiológicas, como a ingestão de alimentos/bebidas, a produção de leite, o crescimento, a respiração, a defecação, a micção, a transpiração, a atividade, a marcha, a postura, a voz e o odor.

Morbilidade, mortalidade e taxa de letalidade

Estas estimativas podem ser importantes para o diagnóstico de algumas doenças, nomeadamente no efetivo.

$$\text{Taxa de morbilidade} = \frac{\text{N.º de animais clinicamente afectados} \times 100}{\text{N.º de animais em risco}}$$

$$\text{Taxa de mortalidade} = \frac{\text{N.º de animais mortos} \times 100}{\text{N.º de animais em risco}}$$

$$\text{Taxa de mortalidade de casos} = \frac{\text{N.º de animais mortos} \times 100}{\text{Número de animais afectados}}$$

- História passada - Inclui
  1. Tratamentos anteriores - Os pormenores exactos das preparações já administradas podem ajudar no diagnóstico.

2. Medidas profilácticas e de controlo - Deve ser verificado se já foram tentados procedimentos de controlo como testes patológicos, IA, vacinação, alterações na nutrição, gestão ou higiene.
3. Exposição anterior - As informações sobre a história anterior do grupo relativamente à adição, trânsito do animal ou doença anterior podem ser úteis para o diagnóstico.

- Historial do maneio - Inclui informações sobre qualquer alteração das práticas predominantes em matéria de nutrição, política de reprodução, transporte e manuseamento geral do animal antes do aparecimento da doença.

(B) AMBIENTE

A análise do ambiente é uma parte necessária de qualquer investigação clínica devido à possível relação entre os factores ambientais e a incidência de doenças.

Para os animais criados em pastagens, o efeito da topografia, da planta, do tipo de solo, da superfície do solo e da proteção contra condições climáticas extremas assume uma importância fundamental.

No que diz respeito aos animais alojados em recintos fechados, a higiene, a ventilação e o facto de evitar a sobrelotação são preocupações importantes.

CAPÍTULO - 3

EXAME GERAL

O exame do doente consiste numa inspeção geral feita à distância (exame à distância), seguida de um exame físico minucioso de todas as regiões e sistemas do corpo.

INSPECÇÃO GERAL (Exame à distância)

A) Comportamento e aspeto geral

O animal pode mostrar sinais de comportamento anormal quando está separado do resto da manada, o que pode ajudar no diagnóstico.

1. Brilhante - Se o animal responde normalmente a estímulos como a luz, o som e o movimento, é classificado como brilhante.
2. Apatia - Se as reacções forem lentas e o animal mostrar uma relativa indiferença aos estímulos normais, é designado por apático ou aborrecido.
3. Sonolência - O animal está deprimido ao ponto de não conseguir segurar a cabeça, como no caso da febre do leite e da hepatite.
4. Síndrome do manequim - Neste estado, o animal permanece de pé e é capaz de se mover, mas não responde a estímulos normais.
5. Estupor - Inconsciência parcial, ou seja, o animal pode ser despertado com estímulos externos.
6. Coma - É uma fase terminal da depressão em que o animal está inconsciente e não pode ser despertado.

Estados de excitação -

1. Ansiedade - É a forma mais ligeira, em que o animal está alerta e olha constantemente em redor, mas os seus movimentos são normais.

2. Inquietação - O animal mexe-se, deita-se, levanta-se e pode apresentar outros movimentos anormais, como olhar para o flanco, dar pontapés na barriga, rolar e mugir.

3. Mania e Frenesi - Na mania, o animal executa movimentos anormais como lamber e mastigar o seu próprio corpo ou objectos inanimados. No Frenesi as acções são selvagens e descontroladas.

4. Hiperestesia - Resposta excessiva a estímulos normais.

B) Voz - A alteração da voz deve ser registada. O mugido e o bocejo sem som são frequentemente observados em bovinos raivosos. O bocejo é um sinal comum em animais afectados por insuficiência hepática.

C) Alimentação - Qualquer anomalia relativa à preensão, mastigação ou deglutição deve ser examinada.

A <u>apreensão</u> pode ser afetada por uma condição dolorosa da boca, paralisia da língua, ataxia cerebelar, osteomielite e condições dolorosas do pescoço.

A <u>mastigação</u> pode ser anormal nas afecções dos dentes, nas lesões que ocupam espaço no crânio ou na encefalomielite.

A <u>deglutição</u> pode ser prejudicada em caso de obstruções físicas, como divertículos ou estenose esofágica, corpo estranho na faringe ou paralisia da faringe.

D) Defecação - São examinadas as anomalias da defecação, como a diarreia, a obstipação e a disenteria. Na obstipação e na paralisia ou estenose rectal, o ato de defecar pode ser difícil. A frequência, o volume e o carácter das fezes devem ser tomados em consideração. Estas podem ser classificadas como bem fixas ou normais, soltas, aquosas, com cor de alcatrão e com sangue.

E) Micção - O ato de micção pode ser difícil devido à obstrução do trato urinário ou à inflamação da bexiga e/ou da uretra. As anomalias da micção incluem - poliúria, oligúria, anúria, disúria, piúria, hematúria, hemoglobinúria e incontinência urinária.

F) Postura - É a configuração anatómica do animal durante a sua fase estacionária. Uma postura anormal não é necessariamente indicativa da doença, mas quando associada a outros sinais pode indicar o local e a gravidade do processo da doença. As várias posturas anormais observadas nos animais são

- Arqueamento das costas (cifose), por exemplo, nefrite, dor abdominal ligeira.
- Postura de cão sentado, por exemplo, dilatação gástrica aguda num cavalo.
- Abdução do cotovelo - indica dor no peito ou dificuldade em respirar.
- Rigidez da cauda, das orelhas e dos membros - tétano
- Postura do cavalo de serra - dor abdominal intensa
- Postura tipo rã - luxação bilateral da anca
- Dobra lateral - paresia parturiente.

G) Marcha - Indica os processos locomotores dos animais. A anormalidade da marcha pode ser observada quando os animais se deslocam voluntariamente ou estão prestes a deslocar-se. Os movimentos dos membros podem ser avaliados em relação à sua velocidade, força e direção. Os movimentos anormais incluem: - Marcha com passos largos - por exemplo, louping ill

- Andar cambaleante - por exemplo, laminite
- Marcha em passo de ganso - por exemplo, deficiência de ácido pantoténico.
- Marcha rígida - por exemplo, artrite
- Balançar para trás, por exemplo, deficiência de cobre.
- Marcha circular - por exemplo, listeriose, gid

- Andar compulsivo - por exemplo, doença hepática, encefalomielite.

H) Condição corporal - A condição do animal pode ser reconhecida através da observação do seu estado corporal geral. O estado físico dos animais pode ser classificado como normal, gordo (obeso), magro, emaciado, com pele, caquético.

I) Pele - As anomalias da pele devem ser examinadas no que diz respeito a alterações no pelo ou na lã, sudação anormal, presença de lesões discretas ou difusas ou comichão, etc.

CAPÍTULO - 4

INSPECÇÃO GERAL DA CARROÇARIA

CABEÇA

A simetria e a configuração da estrutura óssea devem ser examinadas. As anomalias incluem -

Abaulamento da testa - pode ocorrer na hidrocefalia congénita.

Aumento do maxilar ou da mandíbula - comum na actinomicose em bovinos.

O tétano é acompanhado por rigidez das orelhas, prolapso da terceira pálpebra e dilatação das narinas.

A posição da cabeça é importante, uma vez que a rotação está normalmente associada a defeitos do aparelho vestibular de um lado. Deve também ser observada a descarga visível dos olhos, a dilatação das narinas e a descarga nasal, o inchaço dos maxilares ou das bochechas.

PESCOÇO

O aumento da garganta deve ser cuidadosamente examinado para determinar se a causa é inflamatória e se estão envolvidos gânglios linfáticos, glândulas salivares ou outros tecidos moles. Devem ser observados o pulso jugular, a veia jugular, o edema e o aumento local devido à distensão esofágica.

THORAX

A respiração deve ser examinada à distância, de preferência com o animal em posição de pé, dado que a reclinação é suscetível de a alterar consideravelmente. Devem ser registados a frequência, o ritmo, a profundidade e o tipo de respiração.

Frequência respiratória

Num animal normal, em condições médias, a taxa deve situar-se dentro dos seguintes limites

Cavalo - 8-16 / min

Gado - 10-30 / min

Ovinos e suínos - 10-20 / min

Cabras - 25-35 / min

O aumento da frequência respiratória é designado por polipneia, a diminuição da frequência por oligopneia e a paragem completa por apneia.

Ritmo respiratório - O ciclo respiratório normal é constituído por três fases de igual duração: inspiração, expiração e pausa; a variação da duração de uma ou de todas as fases constitui uma anomalia do ritmo.

Profundidade respiratória - A amplitude ou profundidade dos movimentos respiratórios pode ser reduzida em condições dolorosas do tórax ou do diafragma e aumentada em qualquer forma de anóxia. O aumento moderado da profundidade é designado por hiperpneia e respiração difícil.

Tipo de respiração - Na respiração normal há movimento do tórax e do abdómen. Em condições dolorosas do tórax, há uma fixação relativa da parede torácica e uma acentuação dos movimentos da parede abdominal. Esta situação é normalmente designada por tipo de respiração abdominal, por exemplo, pleurisia aguda. A situação inversa é a respiração de tipo torácico, em que os movimentos se limitam em grande medida à parede torácica, por exemplo, na peritonite.

Ruídos respiratórios ou estridores - Estes incluem

1. Tosse - devido à irritação da faringe, da traqueia e dos brônquios.

2. Espirros - devido a irritação nasal.

3. Sibilância - devido a estenose da passagem nasal.

4. Ressonar - devido a obstrução da faringe.

5. Rugido - na paralisia das cordas vocais.

6. Grunhido - expiração forçada contra uma glote fechada.

ABDOMEN

As causas do aumento do tamanho do abdómen podem dever-se à presença de alimentos, líquidos, fezes, flatos ou gordura em excesso, à presença de um feto ou de uma neoplasia. Um exame mais atento pode diferenciar as possíveis causas de distensão abdominal. O termo "magro" é utilizado para descrever uma diminuição óbvia do tamanho do abdómen. A diminuição do tamanho do abdómen é comum em caso de fome, diarreia grave e em muitas doenças crónicas em que o apetite é reduzido.

ÓRGÃOS GENITAIS EXTERNOS

O aumento da bainha prepucial ou do escroto é normalmente de origem inflamatória, mas também pode ser causado por tumores. As alterações degenerativas nos testículos podem resultar num escroto de tamanho reduzido. A descarga de pus e sangue da vagina indica uma infeção do trato geniturinário nas mulheres.

MAMMARY GLANDS

As alterações no tamanho do úbere sugerem uma inflamação aguda, atrofia ou hipertrofia da glândula. O controlo da mastite ou do edema do úbere deve ser feito especialmente nas cabras.

MEMBROS OU APÊNDICES

Deve ser observada a simetria dos membros e a comparação dos vários aspectos dos pares de membros. Deve notar-se o aumento ou a distorção dos ossos, das articulações, da bainha dos tendões e das bursas.

CAPÍTULO - 5

REGISTO DA TEMPERATURA CORPORAL E DO PULSO

TEMPERATURA

A temperatura corporal reflecte o equilíbrio entre a produção e a perda de calor. Qualquer desvio neste valor resulta numa anomalia.

A temperatura corporal é registada através da utilização de um termómetro clínico de bolbo curto, que regista a temperatura de 97°F a 108°F.

SITE - A temperatura nos animais domésticos é registada no reto. Nas fêmeas, a temperatura vaginal também pode ser considerada, mas a temperatura vaginal é 1°F mais elevada do que a temperatura rectal de animais saudáveis.

PROCEDIMENTO -

- Agitar vigorosamente o termómetro de modo a fazer descer a coluna de mercúrio abaixo do ponto mais baixo.
- Lubrificar a extremidade do bolbo do termómetro com parafina líquida ou sabão.
- Introduzir o termómetro com uma ação rotativa através do esfíncter anal até ao reto.
- Certificar-se de que o bolbo do termómetro entra em contacto com a membrana mucosa do reto.
- Manter o termómetro no lugar durante 1-2 minutos
- Retirar o termómetro, limpar com algodão e ler.

. As fêmeas, as grávidas e os animais jovens têm uma temperatura normal mais elevada do que os machos, as não grávidas e os animais idosos, respetivamente.

Em todos os animais saudáveis, a temperatura varia durante o dia, sendo a mais baixa no início da manhã, um pouco mais elevada a meio do dia e o seu pico por volta das 18 horas (até 0,8°C ou 1,5° F mais elevada do que de manhã). Este fenómeno é conhecido como variação diurna.

A temperatura dos animais mantém-se sensivelmente dentro dos limites normais, mas alguns factores podem afetar a temperatura corporal. São eles a idade, o sexo, as raças, o peso corporal, a alimentação, a gravidez, a excitação, a dor, o estro, o exercício, a afeção rectal, a infeção, o ambiente e as doenças.

PULSO

O pulso é a expansão e o alongamento da parede arterial provocados pelo sangue arterial devido à pressão criada pelo ventrículo esquerdo. O exame do pulso ajuda o médico a conhecer o estado do sistema circulatório. A técnica de medição do pulso consiste em colocar a parte esférica de um ou mais dedos na pele, sobre a artéria selecionada, e aplicar uma ligeira pressão até se detetar a onda de pulso. Quando a artéria é grande e tem tendência a rolar para longe da ponta dos dedos colocados transversalmente, como acontece com a artéria maxilar externa do cavalo e a artéria facial dos bovinos, pode ser útil colocar as pontas de 2 ou mesmo 3 dedos adjacentes sobre a artéria, paralelamente ao seu eixo longo, de modo a que o vaso seja mantido no sulco entre as pontas dos dedos. É preferível evitar a utilização do dedo indicador, uma vez que a pele da ponta deste dedo é geralmente um pouco mais espessa e, por conseguinte, menos sensível. O pulso deve ser registado durante pelo menos 30 segundos a um minuto. Existem diferentes locais de registo do pulso em diferentes animais.

Animal	Sítio
Cavalo	Artéria maxilar externa, artéria facial transversa, artéria mediana, artéria metatarsiana
Gado, búfalo	Artéria facial, artéria facial transversa, artéria mediana, artéria coccígea média
Cabra, Ovelha, Porco pequeno,	Artéria femoral
Vitelo pequeno	Artéria coccígea média
Porco grande	Artéria femoral
Cão e gato	

Ao examinar o pulso, devem ser observadas as seguintes características do pulso.

Taxa/ Frequência - (nº de batimentos por minuto) A pulsação depende apenas do coração e não é diretamente afetada por alterações no sistema vascular periférico. Os factores fisiológicos que afectam a frequência de pulso em animais normais são a espécie, o tamanho, a idade, a condição física, a gravidez, a lactação, o parto, a excitação, o exercício, a alimentação e a temperatura ambiente, etc.

Ritmo - É avaliado pelos intervalos de tempo entre os picos de uma série de ondas de pulso sucessivas. O ritmo pode ser regular ou irregular.

Amplitude (qualidade) - É determinada pela quantidade de pressão digital necessária para obliterar a onda de pulso. Com base na qualidade, o pulso pode ser de diferentes tipos

1. Pulso frequente - O número de batimentos por minuto excede o intervalo normal.
2. Pulso pouco frequente - O número de batimentos está abaixo do normal.
3. Pulso lento - A duração da onda de pulso é maior.
4. Pulso rápido - Cada batida ocupa menos tempo do que o normal.
5. Pulso forte e grande - A artéria está anormalmente distendida em cada pulsação. A amplitude é maior do que o normal e a onda não é facilmente obliterada pela pressão digital.
6. Pulso pequeno e fraco - A artéria está pouco distendida e a onda de pulso é facilmente obliterada pela pressão do dedo.
7. Pulso mole - A onda de pulso é pouco desenvolvida e facilmente obliterada.
8. Pulso desigual - As ondas de pulso individuais variam em amplitude e, portanto, em força.
9. Pulso alternado - Uma onda forte alternada com uma mais fraca.
10. Golpe de aríete ou pulso de corrigan - A onda de pulso sobe rapidamente até a artéria ficar sobredistendida e depois colapsa com a mesma rapidez.
11. Pulso fibroso - Este pulso é duro e ao mesmo tempo pequeno.
12. Pulso fraco - O pulso é pequeno e facilmente obliterado.

TEMPERATURA E PULSAÇÃO NORMAIS DE DIFERENTES ANIMAIS

ANIMAL	TEMPERATURA	PULSO

Cavalo	99 - 100.5	33 -41
Gado	100 - 102.5	42 -60
Bezerro	101.5 - 103.5	80 -100
Búfalo	99 - 102	42 -62
Cabra	101.5 - 103.5	60 -70
Ovinos	101.5 - 105.5	60 -70
Porco (adulto)	100 - 102	60 -90
Porco (jovem)	102 - 104	80 -120
Cão (grande)	99.5 - 101.5	70 - 90
Cão (pequeno)	101.5 - 102.5	90 - 120
Gato	100 - 102.5	100 - 130

CAPÍTULO - 6

EXAME FÍSICO DO PACIENTE

O exame físico inclui a palpação, a percussão e a auscultação.

PALPAÇÃO - É o ato de manipular os tecidos, os órgãos ou as partes do corpo por meio dos dedos, podendo utilizar-se uma ou ambas as mãos. A palpação permite detetar a presença de dor e também conhecer as anomalias de forma, tamanho, consistência e temperatura. A palpação pode ser efectuada de duas formas

1. Método direto - que consiste na manipulação direta dos tecidos ou órgãos com as pontas dos dedos ou com a palma da mão.

2. Método indireto - que denota a utilização de cateter, sonda ou qualquer instrumento para palpação.

Os termos seguintes são utilizados para definir diferentes achados de palpação...

Resiliente - Quando o órgão retoma rapidamente a sua forma anterior após a remoção da pressão externa ter cessado.ex. ascite.

Macio -Aplicação de pressão provoca pitting como no edema.

Firme - Quando os tecidos parecem sólidos como os músculos.

Duro - Quando a estrutura tem uma consistência semelhante a um osso.

Flutuante - Quando a estrutura é macia, elástica e ondula com a pressão, mas não retém as impressões dos dedos, por exemplo, abcesso, hematoma.

Tensa - Quando a estrutura se sente como que viscosa distendida com gás ou fluido sob uma pressão considerável, por exemplo, inchaço

Enfisematoso - Quando a estrutura está inchada, edemaciada e se move crepitando sob pressão devido à presença de gás no tecido.

PERCUSSÃO - Na percussão, a superfície do corpo é batida de modo a colocar partes profundas em vibração e fazê-las emitir um som audível. Os sons variam consoante a densidade das partes que são postas em vibração. A percussão pode ser aplicada de forma mais frutuosa nos órgãos ocos, no tórax, no abdómen e nos seios frontais e nasais. A sensação de dor pode ser provocada de forma mais eficaz através da percussão. Esta é de dois tipos

Percussão direta - Realizada através de golpes directos em partes do corpo com as pontas dos dedos ou com um martelo de percussão (plexor).

Percussão indireta - Realizada por meio de um plexímetro colocado sobre a parte do corpo e golpeando-a com o plexor.

FASES DA PERCUSSÃO

Percussão horizontal - Através deste método podem ser determinadas áreas de limite pulmonar.

Percussão vertical - É efectuada de cima para baixo, começando no bordo superior do campo pulmonar torácico e estendendo-se para baixo em cada espaço intercoastal.

A qualidade dos sons produzidos pela percussão é do seguinte tipo

1. Ressonante - É o som emitido por órgãos que contêm ar, como os pulmões.
2. Tympanitic - É produzido por um órgão oco que contém gás sob pressão.
3. Sem brilho - Som emitido por órgãos sólidos como o fígado ou o coração.
4. Som de panela rachada - Este som é semelhante ao som produzido ao bater numa panela rachada. Surge quando o ar sai por uma abertura

estreita. É produzido em caso de enfisema e, por vezes, em caso de pneumonia e pleurisia.

Percussão tática - É utilizada para detetar vísceras flutuantes e massas na cavidade abdominal. É a combinação de palpação e percussão. É feita uma pressão firme para afastar o órgão e permitir que este se repercuta nas pontas dos dedos, por exemplo, o balotamento do feto.

AUSCULTAÇÃO - Significa escutar o som produzido pela atividade funcional de um órgão. Este método é utilizado principalmente no exame dos pulmões, do coração e de certas partes do trato alimentar. Os métodos são

Método direto - Realizado colocando o ouvido em contacto com a superfície do corpo sobre o órgão a examinar.

Método indireto - É a técnica preferida e é efectuada utilizando um estetoscópio ou um fonandoscópio. O fonandoscópio assemelha-se ao estetoscópio no seu aspeto geral, mas a sua peça peitoral, que pode ter 5 cm de diâmetro, é encimada por um diafragma metálico duro com um cordão de borracha adequadamente concebido para fazer com que a pele do animal actue como segundo diafragma. A vantagem do diafragma duplo é a localização exacta e a amplificação de sons fracos. A borracha também ajuda a minimizar os sons de fricção.

CAPÍTULO - 7

EXAME DA CABEÇA E DO PESCOÇO

CABEÇA E PESCOÇO - A expressão facial é um bom indicador do estado mental de um animal. Um animal normal em bom estado de saúde deve ter um aspeto alerta e brilhante e reagir a estímulos externos. Os animais doentes estariam em depressão, hiperexcitados ou com uma expressão maníaca. Devem ser registadas as alterações da simetria do corpo e da estrutura mole da cabeça e do pescoço, bem como o estado mental do animal. O exame pormenorizado da cabeça e do pescoço consiste nos seguintes aspectos

Olhos - Qualquer descarga dos olhos deve ser registada. Pode ser -

Aguado - Obstrução do ducto lacrimal.

Seroso - Estágios iniciais da informação.

Purulenta - Em fases mais avançadas.

Também deve ser observado se o corrimento é unilateral ou bilateral; o corrimento unilateral pode ser devido a uma inflamação local, enquanto um corrimento bilateral pode denotar uma doença sistémica.

As anomalias das pálpebras incluem movimento, posição e espessura anormais.

A membrana nictitante pode ser transportada através do olho quando há dor na órbita ou em caso de tétano ou encefalite.

Conjuntiva - Examinar a conjuntiva, empurrando o globo ocular para a órbita, pressionando a pálpebra superior e puxando a pálpebra inferior para baixo, para registar as anomalias. Ambos os olhos devem ser examinados para avaliar as anomalias de carácter local. Apresentam-se a seguir os diferentes tipos de alterações da conjuntiva que ajudam a diagnosticar a doença: amareladas na iterícia, pálidas e aquosas na anemia, pálidas e secas no choque, descoloração azulada na oxigenação deficiente do sangue, coloração vermelha na enterite, encefalite, hemorragia petequial na tripanossomíase hemolítica, etc.

O corrimento conjuntival é observado em doenças específicas, como o estrangulamento do cavalo, a peste suína, a cinomose canina, a língua azul e a febre catarral maligna.

Globo ocular - Deve examinar-se o globo ocular quanto ao tamanho, posição, movimento e direção do eixo.

Endoftalmo - (retração) Desidratação, caquexia.

Exoftalmo (protrusão) - Inflamação generalizada grave do olho, proliferação neoplásica do tecido adjacente.

Nistagmo - (movimento anormal) Hipóxia, lesão do cerebelo ou das vias vestibulares.

Anomalias da córnea - É de notar uma alteração da córnea, ou seja, uma opacidade da córnea que varia de uma turvação ténue na queratite inicial a um branco sólido na queratite avançada.

Os testes de visão e de reflexos oculares devem ser efectuados se necessário. Os testes de cegueira são o reflexo de ameaça e o teste de obstáculos.

No reflexo de ameaça, uma pancada no olho é estimulada para provocar o reflexo de preservação do olho, que se manifesta pelo fecho reflexo das pálpebras.

Deveria ser organizada uma prova de obstáculos num ambiente desconhecido para avaliar a capacidade do animal para evitar obstáculos.

Narinas - As narinas externas e as estruturas nasais internas devem ser examinadas para determinar as anomalias e o odor anormal do hálito nasal. Odor anormal -

Cheiro doce - Cetose

Odor fétido - pneumonia gangrenosa, necrose na cavidade nasal.

Deve notar-se a inflamação da mucosa nasal, que pode variar entre uma simples hiperemia, como na rinite alérgica, e uma necrose difusa no catarro maligno dos bovinos e na doença das mucosas. A presença de corrimento nasal deve também ser cuidadosamente registada, quer seja unilateral ou bilateral, bem como a sua cor, consistência, etc.

Focinho - O estado do focinho refere-se ao estado fisiológico do animal. O focinho dos bovinos, o nariz dos cães e o focinho dos suínos são normalmente húmidos e frescos, ao passo que, em caso de doença, se tornam secos e quentes.

Boca - Examinar a boca para detetar salivação, anomalias da mucosa bucal, dentes e odor. A salivação excessiva indica a presença de corpos estranhos ou de uma doença, por exemplo, febre aftosa, actinobacilose, etc.

As anomalias da mucosa bucal incluem lesões locais, hemorragias, descoloração da iterícia, anemia, cianose, etc.

Anomalias dos dentes - Erupção retardada Desgaste irregular como na deficiência mineral; desgaste excessivo com manchas e picadas no esmalte como na fluorose crónica.

Odor anormal - Cheiro azedo - indigestão crónica

Odor fétido - Nefrite aguda no cão, úlcera necrótica na boca.

Cheiro doce - Cetose.

Região submaxilar - Devem ser registadas quaisquer anomalias da região submaxilar, incluindo: aumento dos gânglios linfáticos, aumento da glândula tiroide, celulite local com inchaço e dor.

Pescoço - Examinar o pescoço para verificar o estado das veias jugulares; o aumento bilateral das veias jugulares pode dever-se a insuficiência cardíaca congestiva. Deve ser prestada atenção às anomalias do esófago no lúmen ou fora do lúmen. A passagem de um tubo gástrico ou de uma sonda ajuda a examinar as anomalias do esófago.

Traqueia - Apenas a parte cervical da traqueia é acessível para inspeção e palpação a partir do exterior. Devem ser assinaladas quaisquer anomalias, como o aumento do tamanho, a reação à dor e a mobilidade do órgão.

Auscultação traqueal - é um auxiliar de diagnóstico útil. Normalmente, os sons que são audíveis na traqueia são mais altos do que os sons da respiração nos pulmões. Na traqueíte, os sons são mais altos e ásperos e podem ser assobiados na presença de estenose.

CAPÍTULO - 8

EXAME DOS GÂNGLIOS LINFÁTICOS SUPERFICIAIS

O conhecimento do tamanho normal, da localização e da topografia do gânglio linfático é de extrema importância para o diagnóstico de muitas doenças. Os gânglios linfáticos abaixo indicados são os que se encontram superficialmente localizados e são facilmente palpáveis. No entanto, são também descritos alguns dos gânglios linfáticos mais profundos devido à sua importância clínica.

1. Linfonodo mandibular - Situa-se entre o esternocefálico e a parte ventral da glândula salivar mandibular, com 3-4,5 cm de comprimento e 2-3 cm de largura e está relacionado dorsalmente com a veia linguofacial (veia maxilar externa).

2. Nódulo linfático parotídeo - Localiza-se ventralmente à articulação temporomandibular, na parte caudal do músculo masseter e parcialmente coberto pela extremidade dorsal da glândula salivar parótida: 6-9 cm de comprimento e 2-3 cm de largura, nódulo plano e oval; é palpável no bordo da mandíbula e na superfície do músculo masseter. No abate, permanece ligado ao tecido da glândula parótida.

3. Linfonodo retrofaríngeo lateral *(linfonodo atlantal)* - Localiza-se sob o bordo livre da asa do atlas, coberto em parte pela extremidade superior da glândula mandibular. É um nódulo oval e achatado com 4-5 cm de comprimento.

4. Gânglio linfático retrofaríngeo medial *(gânglio linfático parafaríngeo)* - Situa-se medialmente ao osso estilo-hióideo nos músculos da faringe, tem 3-6 cm de comprimento e é um gânglio oval.

5. Linfonodo cervical superficial *(pré-escapular)* - Situa-se no bordo cranial do músculo supra-espinhoso, coberto pelos músculos braquiocefálico e omotransversário, com 7-9 cm e 1-2 cm de comprimento.

6. Linfonodo subilíaco (pré-femoral) - 6-11 cm e tamanho 1,5-2,5 cm. Localiza-se na frente da borda cranial do músculo tensor da fáscia lata, no meio de uma linha que liga o tubérculo coxal e a patela. Situa-se aproximadamente 12 a 15 cm dorsal à rótula.

7. Linfonodo inguinal superficial

- Nódulo linfático mamário nas fêmeas - 1-3 nódulos mamários. Tamanho: 6 a 10 cm de comprimento. Localizados acima da borda caudal da base do úbere.

- Gânglio linfático escrotal - No sexo masculino, os gânglios inguinais superficiais são designados por gânglios linfáticos escrotais. O seu número varia de um a quatro, com um tamanho de 3-6 cm e 2-4 cm (se estiver presente apenas um nódulo), situados abaixo do tendão pré-púbico e situados na massa de gordura à volta do colo do escroto.

8. Linfonodo poplíteo - No bovino, os linfonodos poplíteos superficiais estão ausentes. O gânglio linfático poplíteo profundo está situado profundamente numa massa de gordura no músculo gastrocnémio, entre os músculos gluteobiceps e semitendinosus. Situa-se a 7-9 cm do bordo posterior dos músculos semitendinoso e gluteobiceps; tamanho 3-4 cm e 2-3 cm.

CAPÍTULO - 9

EXAME DO TÓRAX

ÁREA DO PULMÃO

O exame do tórax inclui a palpação, a percussão e a auscultação da zona pulmonar e da zona cardíaca.

Exame da área pulmonar - A grande variação entre as espécies no que respeita à espessura da parede torácica, ao tamanho do animal e à frequência respiratória exige um exame cuidadoso e metódico.

Palpação - A palpação da parede torácica pode revelar a presença de palpitações pluríticas, aumento dos gânglios linfáticos, deformidades dos ossos dos seios nasais e frontais, fratura de costelas, etc.

Percussão - Através da percussão, a posição do pulmão normal e a presença de estados anormais podem ser reconhecidas através da observação das variações nos sons de percussão assim produzidos. A área de percussão é delimitada por três linhas fronteiriças. Em todos os animais, os limites craniano e dorsal da zona de percussão são os mesmos.

Limite cranial - É o limite cranial do tríceps, desde o ângulo caudal da escápula até ao olécrano (na posição habitual de pé).

Limite dorsal - Situa-se numa linha que se estende do ângulo caudal da omoplata até ao tubérculo coxal.

Fronteira basal - Uma regra geral é que a fronteira basal do animal se curva desde a região do olécrano até ao penúltimo espaço intercoastal na fronteira dorsal. A linha da borda basal é reta nos bovinos e ovinos, mas é côncava no cavalo, no cão e no gato.

Tipos de Ressonância - A ressonância percussiva é o som que se produz no local percutido pelo próprio golpe, pela variação da parede do corpo e pela coluna ou corpo de ar ou gás contido sob o ponto de impacto.

Som ressonante (zumbido) - Indica a presença de um grande volume de ar ou gás sob o local da percussão e este tipo de som é obtido em caso de pulmão normal. O som ressonante torna-se exagerado (hiper-ressonante) no enfisema pulmonar, pneumotórax e enfisema subcutâneo.

Som baço - É ouvido quando não existe ar ou gás por baixo da parte percutida. O som de percussão baço é ouvido quando há um aumento da densidade do tecido pulmonar em resultado de congestão, neoplasia ou colapso no hidrotórax, pleurisia efusiva, espessamento da pleura ou da parede torácica.

Som timpânico - Tem um toque musical caraterístico (como um tambor de chaleira). Este tipo de som de percussão é produzido a partir de pulmões muito pequenos, normalmente em raças pequenas de cães e gatos. O som timpânico é obtido em pneumotórax, enfisema subcutâneo, etc.

Anel metálico - É semelhante ao som timpânico mas o seu carácter musical é mais pronunciado (tom timpânico agudo)

Auscultação - A área de auscultação dos pulmões é a mesma que a da percussão. Para a auscultação dos pulmões, a peça peitoral do estetoscópio deve ser mantida firmemente contra o tórax para minimizar o som crepitante causado pela fricção contra o pelo do animal. É preferível examinar por auscultação ambas as vias respiratórias superiores (laringe e traqueia), todo o aspeto de ambos os campos pulmonares e interpretar os sons que são audíveis ou não audíveis.

Os sons pulmonares podem ser divididos em sons respiratórios e sons adventícios ou anormais. Os sons respiratórios normais são produzidos pelo movimento do ar através da traqueia e dos pulmões. Os sons respiratórios claros que são audíveis na traqueia e na bifurcação da traqueia eram anteriormente conhecidos como sons brônquicos. Os sons respiratórios atenuados audíveis sobre os pulmões eram anteriormente conhecidos como sons respiratórios substituídos por termo.

Sons respiratórios normais - Os sons respiratórios normais podem ser ouvidos com intensidade variável, dependendo da colocação do estetoscópio sobre o trato respiratório. São ouvidos com maior intensidade na traqueia e na base do pulmão, e com menor intensidade nos lóbulos diafragmáticos do pulmão. Os sons respiratórios normais são mais altos na inspiração do que na expiração.

Os sons respiratórios aumentados também podem ser ouvidos em animais normais, com aumento da frequência respiratória e da profundidade da respiração em determinadas condições fisiológicas, como exercício, excitação ou temperatura ambiente elevada. Os sons respiratórios diminuídos podem ser ouvidos em animais obesos e a uma temperatura ambiente fria.

Sons pulmonares e torácicos anormais (adventícios) - Os sons pulmonares anormais são sons respiratórios aumentados (sons brônquicos aumentados), crepitações, sibilos, fricções pleuríticas, ausência de sons pulmonares, etc.

Aumento dos sons respiratórios ou brônquicos - São sons respiratórios ásperos que se aproximam dos que se ouvem na traqueia e que se tornam mais altos na expiração em estados anormais como a consolidação ou a atelectasia.

Crepitações - Eram anteriormente conhecidas como estertores húmidos e são causadas por vias aéreas que permanecem fechadas durante uma parte da inspiração e depois abrem-se subitamente e o som é produzido pela equalização súbita da pressão entre as partes proximal e distal das vias aéreas. Assim, as crepitações podem ser produzidas pela presença de exsudados e secreções nas vias respiratórias e por mucosa brônquica edematosa. Os sons pulmonares crepitantes são audíveis na broncopneumonia exsudativa, na traqueobronquite exsudativa, na pneumonia por aspiração e no enfisema pulmonar intesticial.

Sibilos - São sons contínuos de guincho causados pela vibração das vias respiratórias ou pela passagem de ar através das vias respiratórias circundantes. As sibilâncias inspiratórias sugerem obstrução das vias respiratórias superiores. Normalmente, a sibilância expiratória extratorácica indica obstrução intratorácica das vias aéreas, como a doença pulmonar obstrutiva crónica.

Fricção pleurítica - É produzida devido à fricção da pleura parietal e visceral inflamada. O som é alto e grosseiro e não é influenciado pela tosse. O atrito pleurítico não é comum e a sua ausência não exclui a presença de pleurite. Pode ser observado em bovinos com enfisema pulmonar difuso grave.

Ausência de sons pulmonares - A ausência completa de sons pulmonares ocorre quando os sons respiratórios são reflectidos na interface entre o pulmão e a parede torácica devido à presença de um meio, como massas que ocupam espaço, fluidos ou ar. As causas comuns de pulmão silencioso são derrame pleural, massas ocupando espaço no tórax, abcesso pulmonar de grandes dimensões e destruição completa de um lobo do pulmão.

ÁREA CARDÍACA

Bovinos - O coração estende-se das 3rd às 5th ou 6.as costelas. Cinco sétimos do coração situam-se à esquerda do plano mediano e estão em contacto com a parede torácica esquerda entre o 4th e o 5th espaço intercastal.

Cavalo - A superfície esquerda do coração está em contacto com a parte ventral 3rd da parede torácica da 3rd à 6th costela e no lado direito da 3rd à 4th espaço intercoastal. O orifício da V.A. esquerda situa-se no 5th espaço intercoastal, o orifício aórtico com o 4.º espaço intercoastal numa linha horizontal com um ponto do ombro. O orifício pulmonar do ventrículo direito está ao nível do espaço intercoastal 3rd e o orifício da V.A. direita, protegido pela válvula tricúspide, está situado em frente ao espaço intercoastal 4.

Cão - A área de contacto entre o coração e a parede torácica esquerda estende-se do nível das partes ventrais da 3rd à 6th costela. A válvula A.V. esquerda está localizada no espaço intercoastal 5th , a válvula aórtica no espaço intercoastal esquerdo 4, a válvula pulmonar no espaço intercoastal 3rd e a válvula A.V. direita no espaço intercoastal direito 3rd a 5th .

PALPAÇÃO - O animal deve estar em posição de pé e suportar o peso dos quatro membros. A palpação deve ser efectuada com a palma da mão e deve ser realizada em ambas as costelas. O objetivo da palpação é determinar a localização e as características do batimento do ápice (impulso cardíaco) e determinar se estão presentes vibrações adventícias associadas ao ciclo cardíaco. O batimento do ápice é uma vibração de baixa frequência produzida durante a contração e a rotação do coração no início da sístole. É síncrono com 1st som do coração. Sente-se melhor no lado esquerdo a 4th ou 5th espaço intercoastal no cavalo, 5th espaço intercoastal na vaca, ovelha e cabra. Uma deslocação caudal do impulso cardíaco é sugestiva de aumento cardíaco, de deslocação do coração.

Excitação precordial - É uma sensação de vibração sentida à palpação da parede torácica sobre o coração, associada à energia cinética gerada por um fluxo turbulento de origem intracardíaca ou intravascular.

Percussão - É pouco útil em animais de grande porte porque a maior parte do coração está subjacente ao músculo do membro anterior e a parede torácica subjacente ao coração não pode ser ressonante. No entanto, o coração é percutido utilizando a mesma técnica que para o pulmão. A área de embotamento cardíaco em bovinos normais é de cerca de 6-8 cm entre 3rd e 4th espaço intercoastal ao nível da ponta do cotovelo. Verifica-se um aumento da área de embotamento cardíaco em -

1) Aumento do coração.
2) Derrame pericárdico
3) Deslocação lateral do coração
4) Neoplasia do coração.

No enfisema, ocorre uma diminuição do tamanho da depressão cardíaca. Uma reação dolorosa durante a percussão da área cardíaca sugere a presença de pericardite ou pleurisia.

Auscultação - A auscultação do coração é efectuada para determinar a frequência cardíaca, o carácter normal do som cardíaco e a presença de sons cardíacos anormais, nomeadamente sopros cardíacos, fricção pericárdica, etc. A extensão manual dos membros anteriores pode facilitar a auscultação do coração. Para obter melhores resultados, o coração deve ser examinado de forma sistémica no lado esquerdo dos animais.

Sons cardíacos normais - O primeiro e o segundo sons cardíacos são claramente audíveis em animais normais, a menos que sejam excecionalmente gordos. O som cardíaco 3rd e 4th pode ser ouvido em animais de grande porte, particularmente no cavalo. O 1st e o segundo sons cardíacos são os únicos sons normalmente audíveis nos cães e gatos. A primeira bulha cardíaca (SI) está associada à aproximação da válvula A.V. e soa como um ruído. O segundo som cardíaco está associado ao fechamento das válvulas aórtica e pulmonar e soa como dupp.

A terceira bulha cardíaca está associada ao enchimento rápido do ventrículo no início da diástole e é audível no lado esquerdo, imediatamente caudal à área de máxima audibilidade da primeira bulha.

Quarto som do coração - Ocorre imediatamente antes do primeiro som do coração e é um som suave mais audível sobre a base do coração à esquerda e à direita.

Frequência cardíaca - É determinada pela contagem do número de batimentos por minuto.

Um aumento da intensidade do som cardíaco ocorre na hipertrofia cardíaca, hipomagnesemia, etc.

O abafamento do som cardíaco sugere um aumento das interfaces de tecidos e fluidos entre o coração e o estetoscópio.

O ritmo cardíaco normal pode ser descrito como lubb-dupp-pause.

Sons cardíacos anormais - Nos animais, os sons cardíacos anormais incluem sopros cardíacos, fricção pericárdica e outros sons cardíacos adventícios.

Sopros cardíacos - são vibrações audíveis causadas por um fluxo sanguíneo turbulento produzido por uma alteração súbita do diâmetro do vaso através do qual o sangue flui, resultando na geração de um sopro. Por exemplo, estenose ou incompetência valvular, anomalias cardíacas congénitas.

Murmúrios inocentes - Os murmúrios não associados a um defeito cardíaco são chamados de murmúrios inocentes. Os causados pela turbulência durante períodos de fluxo de alta velocidade são chamados de sopros funcionais ou de fluxo, os associados à turbulência devido à diminuição da viscosidade e ao aumento do fluxo são chamados de sopros inocentes fisiológicos, ocorrem em todos os animais de grande porte e particularmente no cavalo.

Sopros hemáticos - ocorrem em animais anémicos e hipoprotienémicos. São detectados na região da válvula tricúspide. A intensidade flutua com a respiração, aumentando com a inspiração e diminuindo com a expiração.

Murmúrios em animais recém-nascidos - Um murmúrio contínuo ou sistólico é frequentemente audível na base do coração em animais recém-nascidos devido à permeabilidade temporária parcial do canal arterial fechado.

Fricção pericárdica - Sons anormais que são mais superficiais e não estão relacionados com o ciclo cardíaco. São mais nítidos do que os murmúrios e têm um carácter de "vai e vem".

CAPÍTULO - 10

EXAME DO APARELHO DIGESTIVO

Devido às diferentes estruturas anatómicas do sistema digestivo dos animais, o método de exame varia de espécie para espécie. O modo de comer e beber pode ser alterado devido a anomalias ou afecções dos lábios, dentes, língua, palato, faringe, esófago e membrana mucosa da cavidade oral. Estas afecções desviarão o modo normal de preensão, mastigação e deglutição. Para o efeito, deve proceder-se a uma observação atenta do animal enquanto bebe e come durante um período de tempo considerável.

Consumo de ração -

Preensão - O ato de preensão varia em diferentes espécies de animais. Os dentes, a língua e os lábios são os principais órgãos das actividades de preensão.

Órgão envolvido na compreensão

Língua de boi e de búfalo

Ovinos e caprinos Dentes incisivos e lábio

Dentes incisivos de cavalo e lábio

Porco Lábio inferior e dentes

Dentes de cão e gato para sólidos e língua para beber.

Qualquer alteração na preensão deve ser observada cuidadosamente, o que ocorre principalmente devido a condições dolorosas dos órgãos da preensão.

Mastigação - A mastigação pode ser afetada por uma vasta gama de lesões dolorosas da língua, dos dentes, da mandíbula ou da bochecha. Nos bovinos, a mastigação dolorosa manifesta-se clinicamente pela queda de alimentos da boca. Esta condição é conhecida como queda de alimento ou deglutição.

Deglutição dos alimentos - Em certas doenças da faringe e do esófago, principalmente obstrução por corpos estranhos contundentes, abcessos ou gânglios linfáticos aumentados, a deglutição dos alimentos é dificultada. A dificuldade de engolir é conhecida como disfagia, que se manifesta clinicamente por salivação, vómitos, gemidos, tosse ou acumulação de alimentos na bolsa bucal ou na faringe.

Em qualquer um destes distúrbios da ingestão de alimentos, o caso deve ser estabelecido através do exame da cavidade oral e da faringe, bem como do esófago.

EXAME DA CAVIDADE ORAL - O exame da parte anterior da cavidade oral é efectuado abrindo a boca, inserindo a mão de um lado na parte desdentada dos maxilares e pressionando o maxilar superior com os polegares ou com a ajuda de uma mordaça.

A membrana mucosa, os dentes, a mandíbula e a língua são examinados quanto a anomalias. O odor da boca também deve ser tido em consideração.

EXAME DO ESÓFAGO - O esófago deve ser examinado em caso de perturbação da deglutição, ruminação ou eructação e se tiver havido vómitos. O trajeto do esófago faz-se do lado esquerdo do animal através do sulco jugular. Tem duas porções - cervical e torácica. Só a parte cervical pode ser inspeccionada e palpada, mas todo o comprimento é acessível à sondagem. A inspeção consiste em observar o lado esquerdo na região do sulco jugular e seguir a passagem do alimento engolido pelo esófago. A palpação é efectuada colocando uma mão de cada lado do pescoço e apalpando ao longo do sulco jugular, começando na faringe. Deve prestar-se atenção a qualquer tumefação no interior do lúmen, na parede ou nas imediações do esófago. Ao passar uma sonda através de uma mordaça de madeira e de um tubo estomacal, no caso de um cão, é possível reconhecer a localização da obstrução parcial ou total do esófago e a constrição devido à pressão da lesão adjacente.

EXAME DO RÚMEN -

O rúmen ocupa a maior parte da metade esquerda do abdómen e estende-se da parte ventral do 7th ou 8th espaço intercoastal até à entrada pélvica. O exame físico do rúmen inclui a inspeção, a palpação, a percussão e a auscultação.

Inspeção - A inspeção geral do abdómen como um todo pode indicar a plenitude do rúmen no flanco esquerdo. A cavidade do flanco esquerdo é designada por flanco oco - se não estiver preenchida; tensa - normal; saliente - se estiver demasiado distendida.

Palpação - A palpação da contração do rúmen é feita com a parte plana da mão no flanco esquerdo, enquanto a consistência é testada pressionando com as pontas dos dedos. Em caso de sobrecarga do rúmen, a consistência será firme, com uma sensação de aspereza, macia e pastosa, flutuante devido à tensão fluida e elástica, com um abaulamento pronunciado da parte dorsal do flanco esquerdo devido ao inchaço.

A taxa normal de contração do rúmen é de 5/3 minutos ou 8-10/5 minutos, pelo que a hipermotilidade, a hipomotilidade ou a atonia podem ser verificadas por palpação.

Percussão - É efectuada tanto do lado esquerdo como do lado direito para detetar a presença de gás. A parte inferior do rúmen normal produz um som subtimpânico, a parte intermédia produz um som relativamente amortecido e a parte inferior um som totalmente amortecido. Quando o rúmen está distendido com gases, é evidente um som semelhante ao de um tambor. Quando o rúmen é afetado por massas alimentares sólidas, pode ser observado um som monótono.

Auscultação - É efectuada colocando a peça peitoral do estetoscópio ou do fonandoscópio no centro do flanco esquerdo. Deve prestar-se atenção à natureza, força e frequência do som do rúmen. A auscultação revelará a sua motilidade e função.

Retículo - É o mais anterior e o mais pequeno dos quatro compartimentos. Estende-se da 6th - 8th costela do lado esquerdo abaixo do diafragma. A palpação do retículo não é possível devido à sua localização intratorácica.

A percussão é efectuada no lado esquerdo, abaixo do bordo do pulmão, entre 6th e 7th costelas. A auscultação é efectuada para avaliar as contracções da parede reticular. Normalmente, o retículo contrai-se uma vez em cada 40 segundos.

Omasum - Localiza-se no lado direito do plano mediano entre a 7th e a 11th costela. O exame direto não é possível. A atividade funcional pode ser determinada auscultando a zona semicircular posterior à 10th costela do lado direito.

Abomaso - Localiza-se no lado direito do plano mediano entre a 12th e a 13th costela. Não é possível examiná-lo. Os sinais externos através da inspeção podem revelar abaulamento das paredes abdominais esquerda ou direita devido à deslocação do órgão.

CAPÍTULO - 11

RECOLHA E AVALIAÇÃO DO LÍQUIDO RUMINAL

A.   COLECÇÃO

Para fins clínicos, o líquido ruminal pode ser recolhido por uma bomba de extração de líquido ruminal através de sucção. A trocarização no meio da fossa paralombar esquerda com uma agulha longa esterilizada e a aspiração com uma seringa de vidro podem ser efectuadas.

B.   PRESERVAÇÃO

O líquido ruminal recentemente recolhido pode ser examinado imediatamente ou pode ser conservado. É necessário adicionar uma solução saturada de cloreto de mercúrio à razão de 1 gota por 5 ml de fluido ruminal como conservante. Pode também ser conservado no frigorífico durante 3-4 horas.

C.   EXAME DO LÍQUIDO RUMINAL

a)   Cor - Altera-se consoante a natureza dos alimentos.

Condição/Dieta Coloração

- Forragens verdes Cor verde pura a verde azeitona
- Palha Cor castanha amarelada
- Indigestão ácida Cor cinzenta leitosa
- Indigestão alcalina Castanho escuro
- Impactação Preto esverdeado
- Inchaço Verde acinzentado

b)   Odor -

Condição Odor

- Animal saudável Aromático, tipo vinagre
- Indigestão ácida Pungente e azedo

- Indigestão subaguda Pútrido e com cheiro a peixe

- Indigestão alcalina Cheiro a amoníaco

c)   Consistência -

- Normal - Aguado ou ligeiramente viscoso

- Acidose - tipo papa ou papa de aveia ou aquosa

- Impactação -Dura e endurecida; escassa

- Inchaço espumoso - Espuma

- Alcalose - Variável

d)   pH - Pode ser determinado por um papel indicador de grande amplitude.

Condição pH

- Normal 6,3 - 7,0

- Indigestão simples 5,6 - 7,44

- Indigestão ácida 4.0 - 5.5

- Indigestão alcalina 7,5 - 8,5

e)   Teste de atividade de sedimentação

Recolher cerca de 50 ml de líquido ruminal, coar através de um pano de musselina com dobra dupla, manter à temperatura ambiente e observar a sua sedimentação na proveta de vidro. O tempo necessário para a flutuação do material particulado deve ser registado. O tempo normal de flutuação varia entre 3-9 minutos. A sedimentação rápida das partículas e o prolongamento do tempo necessário para a flutuação indicam uma anomalia da função ruminal.

f)   Tempo de digestão da celulose -

Um fio de algodão de diâmetro conhecido deve ser mantido suspenso com um botão ou uma pérola de vidro ou de metal em cerca de 50 ml de fluido ruminal centrifugado coado e mantido a 37 graus centígrados. Pode ser adicionada uma solução de glucose a 10% a 1-2 ml por 5 ml de fluido ruminal. Deve ser observada com um intervalo de uma hora. O tempo normal para a digestão do fio é de cerca de 30 horas. Este período pode prolongar-se em caso de perturbações ruminais. Atualmente, este teste é substituído pelo teste do ágar glucose devido à necessidade óbvia de um período de tempo mais longo.

g)   Tempo de redução do azul de metileno - A capacidade de redução do fluido ruminal é medida pela adição de 0,3 mg de uma solução aquosa a 0,33% de azul de metileno a 20 ml de fluido ruminal centrifugado e coado, incubado a 37 graus centígrados. O tempo de redução diminui na acidose, especialmente quando o pH é inferior a 5.

h)   Atividade protozoária - Coloca-se uma gota de fluido ruminal fresco numa lâmina de vidro transparente, sobre a qual se coloca uma lamela e examina-se ao microscópio. A motilidade é classificada como +,++,+++, consoante a motilidade. Uma motilidade moderada (++) a vigorosa (+++) indica uma atividade protozoária normal. A proporção de protozoários vivos e mortos deve ser registada para fins clínicos.

CAPÍTULO - 12

EXAME DO FÍGADO E TESTE DE FUNÇÃO HEPÁTICA

FÍGADO -

O fígado é a maior glândula do corpo e o seu tamanho reflecte a multiplicidade da sua função. Devido à sua posição intratorácica, o exame do fígado no animal vivo é difícil.

Bovinos - Direita ao plano mediano, estende-se obliquamente para baixo e para a frente desde o ângulo lombocostal até ao nível da 8th costela. É fortemente curvado e está em estreito contacto com a face abdominal do diafragma.

Cão - A superfície diafragmática fortemente convexa do fígado encontra-se contra a concavidade do diafragma e quase o cobre.

PALPAÇÃO E PERCUSSÃO -

Nos animais pequenos é possível localizar o bordo do fígado. No entanto, nos animais de grande porte é praticamente impossível, uma vez que o fígado se encontra escondido na caixa torácica do lado direito, com uma musculatura maciça. É possível palpá-lo através de uma exploração rectal. No entanto, em caso de hepatomegalia, o bordo do fígado aumentado pode ser sentido através de palpação profunda.

TESTES FUNCIONAIS PARA A DISFUNÇÃO HEPÁTICA -

Nenhum teste isolado é suficiente para avaliar os estados funcionais do fígado, pelo que é necessário efetuar um conjunto de testes para determinar o diagnóstico.

1. teste de Vanden-Berge

Reagente de Ehrlich

Solução-mãe -A Ácido sulpanílico - 1g

Ácido clorídrico - 15 ml

D/w - 1000ml

Solução de reserva - B Nitrato de sódio - 0,5 g

D/W - 100ml

Reagente de trabalho - Misturar 5 ml de solução A e 0,15 ml de solução B para utilização imediata.

Procedimento - Colocar 1 ml de soro não hemolisado de um animal em jejum num tubo limpo e, em seguida, verter 0,5 ml de reagente diazóico através da parede do tubo de ensaio. Um anel púrpura-avermelhado na junção do soro com o reagente indicará um teste direto positivo. Se a cor se desenvolver após um lapso de 30 segundos, será considerado um teste indireto. Misturar o conteúdo, adicionar 3 ml de álcool metílico e agitar bem. O desenvolvimento de uma cor rosa após a agitação indica uma reação positiva indireta. Se a cor rosa se desenvolver imediatamente e se intensificar com a adição de álcool metílico, a reação deve ser considerada bifásica. A ausência de qualquer cor indica um teste negativo.

Interpretação

Condição Resultado

Soro normal Negativo

Icterícia obstrutiva Direto positivo

Icterícia hemolítica Indireto positivo

Icterícia hepatocelular Bifásico positivo

2. índice de iterícia

O índice de iterícia do plasma é obtido através da comparação da cor com o dicromato de potássio padrão. Ajuda a avaliar o grau de iterícia. É possível obter valores mais fiáveis utilizando um colorímetro foto-elétrico.

Espécies Índice de iterícia

Cão 5.8-6

Ovinos 6,8 - 10,7

Cavalo 15.2 - 18

Gado bovino 8,4 - 9,8

Búfalo 7.1 - 9.8

3. tempo de protrombina (T.P.) - O tempo necessário para a coagulação do sangue é considerado um critério para avaliar o estado do fígado, uma vez que a protrombina é sintetizada no fígado.

Procedimento - Perfurar uma veia com uma agulha esterilizada. Registar o tempo necessário para que o sangue comece a sair da agulha com um cronómetro. Recolher cerca de 2 ml de sangue num vidro de relógio. Colocar 6-8 tubos capilares com um intervalo de 30 segundos. Intervalo de 30 segundos. O ponto final da coagulação é atingido quando se obtém um fio ou cordão de coágulo. Em seguida, parar o relógio e registar a hora. Na fibrose hepática, o tempo de coagulação é de 15 a 17 minutos.

Tempo normal de coagulação

Gado - 7 min Cavalo - 11 minutos

Cão e gato - 2-3 min Ovelha e cabra - 2 min.

4. proteínas séricas totais e albumina: Rácio de globulina

Nas lesões hepáticas graves, a concentração de albumina sérica é baixa, enquanto o nível de globulina está aumentado. Assim, há uma alteração do rácio A:G. Esta alteração do rácio é devida a hipoalbuminemia ou hiperglobinemia.

Valores de proteínas totais

Bovinos - 5,7-8,1 g/dl Ovinos - 6-7,9 g/dl

Suíno - 7,9 - 8,0 g/dl Cavalo - 6 - 7,7 g/dl

Cão - 6,25 - 7,10 g/dl Cabra - 6,4- 7,9 g/dl

Gato - 5,4- 7,3 g/dl

Valores de albumina

Suíno - 1,9 - 2,4 g/dl Cavalo - 2,9 - 3,8 g/dl

Bovinos - 2,11-3,6 g/dl Ovinos - 2,4- 3,0 g/dl

Cão - 3,1 - 4,0 g/dl Cabra - 2,7- 3,9 g/dl

Gato - 2,1- 3,3 g/dl

5. teste de iodo

Reagente: Cristal de iodo 1g

Iodeto de potássio 2g

D/W 27 ml

Procedimento - Colocar uma gota de soro num vidro, adicionar uma gota de reagente e agitar com uma agulha. Verificar-se-á uma floculação na lesão hepática. Este teste é classificado como +, ++, +++ consoante o grau de floculação. É um teste pronto para uso de rotina em fibrose de bovinos e aflatoxicose.

6.Alguns dos outros testes de função hepática são -

1. Teste de Takata-ara - útil na deteção de lesões hepáticas e cirrose.

2. Teste de depuração da bromossulfleína (BSP) - útil no cão para estimar o dano hepático, mas pode ser aplicado a bovinos, suínos, ovinos e caprinos.

3. Atividade da fosfatase alcalina sérica

4. Colesterol

5. Enzimas séricas como AST, ALT, SDH, LDH, etc.

BIOPSIA DO FÍGADO

A biópsia hepática é efectuada para realizar um exame bioquímico e histopatológico. Também ajuda a estimar a vitamina B12, a vitamina A, o cobre. Zinco, chumbo e resíduos de medicamentos.

Instrumentos - Agulha Tru-cut ou agulha de Vimsilverman equipada com estilete ou Trócer e Cânula com seringa.

Pré-requisito - O animal não deve estar muito debilitado.

O tempo de coagulação do animal deve estar dentro dos limites normais. Em caso de emergência em que não seja possível efetuar a T.C., esta deve ser realizada sob a cobertura de vitamina K.

Procedimento - No gado, é traçada uma linha horizontal cranialmente a partir do meio da fossa paralombar direita até ao décimo primeiro espaço intercoastal. A agulha é inserida cranialmente e ventralmente. Esta técnica também pode ser adoptada em ovinos e caprinos.

Deméritos da biópsia

- Obtém-se uma amostra muito pequena, que pode não ser reveladora do verdadeiro quadro das doenças hepáticas.
- Os grandes vasos sanguíneos, as vias biliares ou outros órgãos internos podem ser rompidos, provocando hemorragias e infecções.
- Pode ocorrer peritonite, aderência e dor.

CAPÍTULO - 13

EXAME DO RIM

O exame dos rins e da urina permite identificar doenças primárias e perturbações funcionais secundárias dos rins, dos ureteres, da bexiga e da uretra, bem como anomalias da urina com origem fora do sistema urinário, como a hemoglobinúria, a cetonúria e a bilirrubinúria.

O exame dos rins inclui a palpação dos rins e a prova de função renal.

Nos bovinos, o rim direito estende-se da última costela à terceira vértebra lombar, enquanto o rim esquerdo se estende da terceira[rd] à quinta[th] vértebra lombar.

TESTE DA FUNÇÃO RENAL

A análise de rotina da urina é um primeiro passo importante na avaliação da função renal. No entanto, não se deve confiar apenas na análise de urina para estabelecer um diagnóstico. Os resultados obtidos devem ser associados à história e ao estado clínico do animal, de modo a que a interpretação final seja efectuada com precisão.

A urina é examinada quanto à sua cor, transparência, odor, gravidade específica e constituintes anormais, como proteínas, glicose, hemoglobina, mioglobina, pigmentos biliares, corpos cetónicos e cilindros.

1. Cor - A cor é normalmente amarelo pálido. Torna-se mais concentrada quando a ingestão de líquidos é reduzida ou quando há uma perda excessiva de líquidos do corpo por outras vias. A cor vermelha ou castanha indica normalmente a presença de sangue e é observada em caso de hematúria e hemoglobinúria e também devido à presença de mioglobina quando é cor de café. Uma cor verde acastanhada é

indicativa da presença de pigmentos biliares. A administração de determinados medicamentos ou produtos químicos pode provocar alterações na cor da urina. Torna-se vermelha com fenotiazinas e purgativos antracénicos, verde azeitona com fenol e verde com azul de metileno e acriflavina.

2. Transparência - A urina dos carnívoros é normalmente clara e transparente. A urina recém-colhida dos ruminantes é límpida, mas rapidamente se torna turva se permanecer durante algum tempo devido à precipitação de fosfato. A urina do cavalo é turva e opaca no momento da excreção devido à abundância de cristais de carbonato de cálcio. A turvação patológica deve-se à presença de elementos organizados, tais como células inflamatórias, células sanguíneas e células do trato urinário. Vários sais inorgânicos e orgânicos, quando presentes em concentração excessiva, também provocam turvação da urina.

3. Odor - A urina, quando recém-excretada, tem um odor específico para a espécie e é derivada do ácido orgânico volátil. A urina do animal com cistite tem um odor pungente desagradável devido à produção bacteriana de amoníaco. A acetona que ocorre na urina dos ruminantes em caso de cetose, toxemia da gravidez e deslocação dos abomasos dá um odor frutado à urina.

4. A gravidade específica da urina normal é -
Espécie Gravidade específica
Cavalo 1.02 - 1.05
Ox 1.015 - 1.045
Ovinos e caprinos 1.015 - 1.050
Cão 1.020 - 1.045
Porco 1.005 - 1.025

Cat 1.020 - 1.040

5. pH - O pH de uma amostra de urina pode ser determinado de forma aproximada através da utilização de papel de tornassol vermelho ou azul. Normalmente, a urina é alcalina nos cavalos, bovinos e ovinos, enquanto que nos cães e gatos é ácida.

6. Constituintes anormais -

A) Proteína - A urina normal não contém qualquer proteína, mas está presente uma pequena quantidade na urina normal do cão. A proteína na urina é detectada por

Teste de Robert - Procedimento -

1) Colocar 2 ml de Reagente de Robert num tubo de ensaio (o Reagente de Robert é Conc.HNO3 1 parte

MgSo4 saturado 5 partes

(77mg para 100ml de água)

2.De seguida, colocar 2 ml de urina clara sobre o reagente, inclinando o tubo e deixando a urina escorrer lentamente pela parte lateral da pipeta. Um teste positivo é indicado por um anel branco na zona de contacto.

B) Hemoglobina - A hemoglobina pode aparecer na urina sob a forma livre ou juntamente com eritrócitos intactos.

Teste da benzidina - Dissolver uma pequena quantidade de base de benzidina em 2 ml de ácido acético glacial

Adicionar 2 ml de urina e misturar.

Adicionar 1 ml de peróxido de hidrogénio fresco e misturar.

O aparecimento de uma cor verde ou azul no espaço de 5 minutos indica a presença de sangue.

C) Glicose -

Teste de Benedict -

Num tubo de ensaio, adicionar 0,5 ml de urina a 5 ml de reagente qualitativo de Benedict.

Imergir o tubo num banho-maria com água a ferver durante 5 minutos.

Retire a bisnaga e deixe arrefecer numa grelha.

Uma reação positiva é indicada pela formação de um precipitado, que varia de verde a laranja, dependendo da quantidade de glucose presente na urina.

D) Pigmento biliar-

Teste de Gmelin - Num tubo de ensaio, colocar 2 ml de ácido nítrico concentrado. Adiciona-se cuidadosamente 2 ml de urina com uma pipeta sobre a camada superior. As cores verde e violeta indicam pigmentos biliares, enquanto a urobilina dá a cor vermelha.

E) Sal biliar -

Teste de enxofre de Hay - Num tubo de ensaio com urina, coloca-se uma pitada de enxofre. Em caso positivo, o enxofre deposita-se no tubo de ensaio.

F) Corpos cetónicos -

Teste de Rothera - Reagente - Sulfato de amónio - 100 g, Carbonato de sódio anidro - 50 g e Nitroprussiato de sódio - 3 g

1. Colocar 1-2 g de reagente num tubo de ensaio seco.

2. Adicionar urina (diluir 1:10 com água) de modo a formar uma camada sobre o reagente.

3. Colocar o tubo de lado, sem misturar o conteúdo durante alguns minutos.

4. A presença de acetona e de ácido acetoacético é indicada pelo desenvolvimento de uma cor violeta.

OUTROS TESTES DE FUNÇÃO RENAL

Inclui -

1. Teor de ureia.
2. Teste de concentração de Volhard.
3. Teste de coloração.
4. Ensaio de eliminação do corante.
5. Biópsia renal.

<u>REFERÊNCIAS</u>

Aiello, S.E., Moses, M.A. and Allen, D.G. (2016). The Merck Veterinary Manual, White Station, NJ, USA, 3325p.

Amalendu Chakrabarty (2007). A Textbook of Veterinary Preventive Medicine, Kalyani Publishers, New Delhi.

Amalendu Chakrabarty (2018). Textbook of Veterinary Clinical Medicine, Kalyani Publishers, New Delhi, 896p.

Bhatia, B.B., Pathak, K.M.L. and Juyal, P.D. (2010). Textbook of Veterinary Parasitology, 4th Edn., Kalyani Publishers, New Delhi, 498 p.

Constable, P.D., Hinchcliff, K.W., Done, S.H. and Grunberg, W. (2016). Veterinary Medicine: a Textbook of the Diseases of Cattle, Horses, Sheep, Pigs and Goats. 10th Edn. Elsevier Health Sciences.

Ettinger, S.J., Feldman, E.C. and Cote, E. (2016). Textbook of Veterinary Internal Medicine, Elsevier Health Sciences.

Jackson, P.G., Cockcroft, P.D. and Elmhurst, S. (2002). Clinical Examination of Farm Animals (Vol. 331), Blackwell Science, Oxford.

Kelly, W.R. (1984). Veterinary clinical diagnosis, 3rd Edn, Bailliere Tindall, UK, 440p.

Nelson, R.W. and Couto, C.G. (2019). Small Animal Internal Medicine, Elsevier Health Sciences, 1608p.

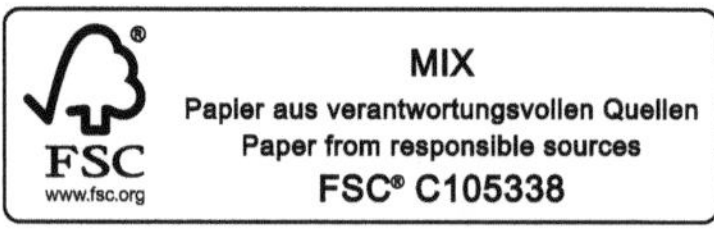

Printed by Books on Demand GmbH, Norderstedt / Germany